醫道傳承叢書

干祖望 名譽總主編
王心遠 總主編

第一輯
醫道門徑

# 瀕湖脈學

【明】李時珍 編著
趙艷 韓鋒 于華藝 點校

學苑出版社

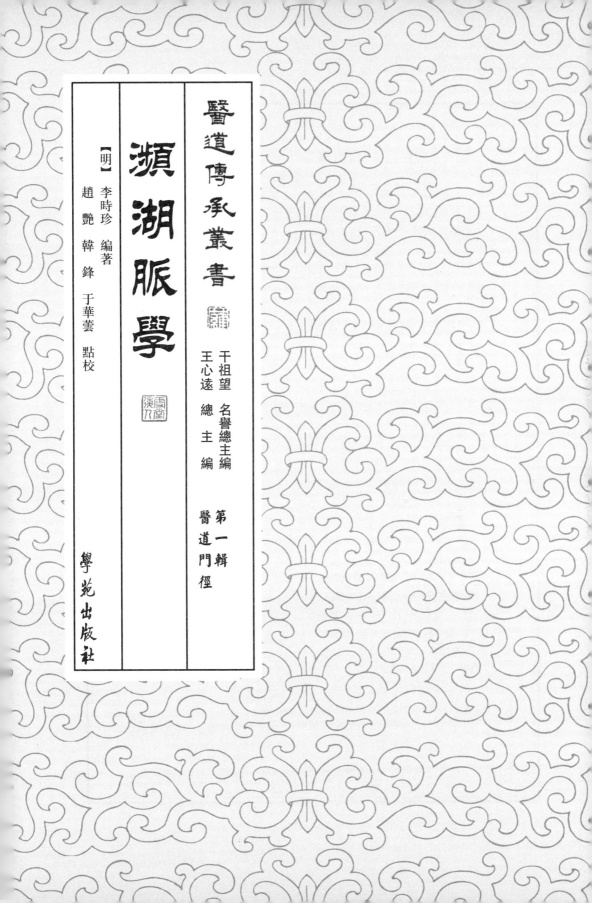

圖書在版編目 (CIP) 數據

瀕湖脈學 /（明）李時珍編著；趙艷，韓鋒，于華蕓點校．—北京：學苑出版社，2013.1（2021.5 重印）
ISBN 978-7-5077-4220-6

Ⅰ．①瀕… Ⅱ．①李…②趙…③韓…④于… Ⅲ．①脈學-中國-明代 Ⅳ．① R241.1

中國版本圖書館 CIP 數據核字 (2013) 第 007056 號

校　　訂：李甄實
責任編輯：付國英
出版發行：學苑出版社
社　　址：北京市豐臺區南方莊 2 號院 1 號樓
郵政編碼：100079
网　　址：www.book001.com
電子信箱：xueyuanpress@163.com
電　　話：010-67603091（總編室）、010-67601101（銷售部）
印 刷 廠：北京市京宇印刷廠
开本尺寸：787 × 1092　1/16
印　　張：6.75
字　　數：39 千字
版　　次：2013 年 9 月第 1 版
印　　次：2021 年 5 月第 8 次印刷
定　　價：39.00 圓

# 醫道傳承叢書

# 《醫道傳承叢書》序

醫之道奚起乎？造物以正氣生人，而不能無夭劄疫癘之患，故復假諸物性之相輔相制者，以爲補救；而寄權於醫，夭可使壽，弱可使強，病可使痊，困可使起，醫實代天生人，參其功而平其憾者也。

夫醫教者，源自伏羲，流於神農，注於黄帝，行於萬世，合於無窮，本乎大道，法乎自然之理。孔安國序《書》曰：伏羲、神農、黄帝之書，謂之三墳，言大道也。前聖有作，後必有繼而述之者，則其教乃得著於世矣。惟張仲景先師，上承農、軒之理，又廣《湯液》爲《傷寒卒病論》十數卷，然後醫方大備，率皆倡明正學，以垂醫統。兹先聖後聖，若合符節。仲師，醫中之聖人也。理不本於《内經》，法未熟乎仲景，縱有偶中，亦非不易矩矱。儒者不能捨至聖之書而求道，醫者豈能外仲師之書以治療。間色亂正，靡音忘倦。醫書充棟汗牛，可以博覽之，以廣見識，知其所長，擇而從之。醫，大道也！農皇肇起，軒岐繼作，醫聖垂範，薪火不絕。懷志悲憫，不揣鄙陋，集爲是編，百衲成文，聖賢遺訓，吾志在焉！凡人知見，終不能免，途窮思返，斬絕意識，直截皈禪，通身汗下，險矣！險矣！尚敢言哉？

《醫道傳承叢書》編委會

# 《醫道傳承叢書》前言

《醫道傳承叢書》是學習中醫的教程。中醫學有自身的醫學道統、醫宗心要，數千年授受不絶，有一定的學習方法和次第。初學者若無良師指點，則如盲人摸象，學海無舟。編者遵師所教，總結數代老師心傳，根據前輩提煉出的必讀書目，請教中醫文獻老前輩，選擇最佳版本，聘請專人精心校讎，依學習步驟，次第成輯。叢書以學習傳統中醫的啟蒙讀本爲開端，繼之以必學經典、各家臨證要籍，最終歸於《易經》，引導讀者進入『醫易大道』的高深境界。

叢書編校過程中，得到中醫界老前輩的全面指導。長期以來，編者通過各種方式求教於他們，師徒授受、臨證帶教、授課講座、耳提面命、電話指導。他們對本叢書的編輯、刊印給予了悉心指導，提出了寶貴的修改意見。三十餘位老先生一致認同：『成爲真正的、確有資格的中醫，一定要學好中國傳統文化！首先做人，再言學醫。應以啟蒙讀本如脈訣、藥性、湯頭爲開端，基本功要紮實；經典是根基，繼之以必學的中醫四大經典；各家臨證要籍、醫案等開拓眼界，充實、完善自己師承的醫學理論體系。趁著年輕，基礎醫書、經典醫書背熟了，終生受益！』『始終不可脫離臨床，早臨證、多臨證、勤臨證、反復臨證，不斷總結。中醫的生命力在臨床。』幾位老中醫強調：行有餘力，可深入研讀《易經》、《道德經》等。

百歲高齡的國醫大師干祖望老師談到：要成爲合格的中醫接班人，需具備『三萬』：『讀萬卷書，行萬里路，肉萬人骨。』並且諄諄告誡中醫學子：『首先必讀陳修園的《醫學三字經》。這本一定要讀！一定讀，非讀不可！對！熟記這一本，基礎紮實了，再讀《內經》、《本草》、《傷寒》，可以重點做讀書筆記。經典讀熟了，要讀「溫病」的書，我臨床上使用「溫病」的方子療效更好。』作爲《醫道傳承叢書》名譽總主編，他的理念思路代表了老一代的傳統學醫路徑。

國醫大師鄧鐵濤老先生強調了中醫的繼承就是對中華優秀傳統文化的繼承，中醫學是根植于中華文化、不同於西方現代醫學，臨床上確有療效，獨立自成體系的醫學。仁心仁術，溫故知新，繼承不離本，創新不離宗。

老先生們指出：『夫生者，天地之大德也；醫者，贊天地之生者也。』（《類經圖翼·序》）中醫生生之道的本質就是循生生之理，用生生之術，助生生之氣，達生生之境。還指出：中醫學術博大精深，是爲民造福的寶庫。學好中醫一要有悟性，二要有仁心，三要具備傳統文化的功底。只有深入中醫經典，用中醫自身理論指導臨床，才會有好的中醫療效。只有牢固立足中醫傳統，按照中醫學術自身規律發展，中醫才會有蓬勃的生命力。否則，就會名存實亡。

在此，叢書編委會全體成員向諸位老前輩表示誠摯的謝意。

本叢書在編輯、聘請顧問過程中得到北京中醫藥大學圖書館古籍室邱浩老師鼎力支持、大力協助，在此特致鳴謝！感謝書法家羅衛國先生爲本叢書題簽（先生系國學大師羅振玉曾孫，愛新覺羅·溥儀外孫，大連市文化促進會副會長，大連墨緣堂文化藝術中心負責人）。

古人廣藏書、精校書是爲了苦讀書、得真道。讀醫書的最終目的，在於領悟古人醫學神韻，將之施用於臨床，提高療效，造福蒼生。人命關天，醫書尤其要求文字準確。本套叢書選擇善本精校，豎版、繁體字排印，力求獻給讀者原典範本，圍繞臨證實踐，展示傳統中醫學教程的原貌，以求次第引導學習者迅速趣入中醫學正途。學習中醫者手此一編，必能登堂入室，一探玄奧；已通醫術的朋友，亦可置諸案頭，溫故知新，自然終生受益。限於條件，内容有待逐漸豐富，疏漏之処，歡迎大家批評指正。

## 學習方法和各輯簡介

良師益友，多方請益。勤求古訓，博采眾方。慎思明辨，取法乎上。學而時習，學以致用。大慈惻隱，濟世救人。（道生堂學規）。

古人學醫的基本形式爲半日侍診，半日讀書。行醫後還要堅持白天臨証，晚間讀書，終生學習。《朱子讀書法》說：『於中撮其樞要，厘爲六條：

曰循序漸進，曰熟讀精思，曰虛心涵泳，曰切己體察，曰著緊用力，曰居敬持志。……大抵觀書，先須熟讀，使其言皆若出於吾之口。繼以精思，使其意皆若出於吾之心。然後可以有得爾。』讀書先要誦讀，最好大聲地念，抑揚頓挫地念，能夠吟誦更好。做到眼到、口到、心到，和古人進入心息相通的境界，方可謂讀書入門。叢書大部分採用白文本，不帶註釋，更有利於初學者誦讀原文；特別是四大經典，初學者不宜先看註釋，以防先入爲主。書讀百遍，其義自見。在成誦甚至背熟後，文意不明，才可參看各家註釋，或請教師長。

在讀書教程方面，一般分三個學習階段，即基礎課程、經典課程、臨證各家。

## 第一輯：醫道門徑

本輯對應基礎課程，初學者若不從基礎入手，則難明古經奧旨。

《醫學三字經》是清代以來公認的醫學正統入門書，其內容深入淺出，純正精粹。

《瀕湖脈學》是傳統脈訣代表，脈學心法完備、扼要。

《藥性賦·藥性歌括》，其中《藥性賦》是傳統本草概說，兼取《藥性歌括》，更適於臨證應用。

《醫方集解》之外，又補充了《長沙方歌括》、《金匱方歌括》、《時方歌括》，歌訣便於背誦記憶。經方法度森嚴，劑量及煎服法都很重要！包含了經方劑量、煎服法的歌括，初學者要注意掌握。

## 第二輯：醫道準繩

本輯對應經典課程。《黄帝内經》（包括《素問》、《靈樞》）、《神農本草經》、《傷寒論》、《金匱要略》、《難經》，爲中醫必學經典，乃醫道之根本、萬古不易之準繩。

醫道淵深，玄遠難明，故本輯特編附翼：《太素》《甲乙經》《難經集注》《脈經》等，詳爲校注，供進一步研習中醫四大經典之用。

## 第三輯：醫道圓機

本輯首選清代葉、薛、吴、王溫病四大家著作，以爲圓機活法之代表，尤切當今實用。歷代各家著作，日後將擇期陸續刊印。明末清初大醫尊經崇原，遂有清代溫病學説興起。各家學説、臨證各科均爲經典的靈活運用，在學習了經典之後，才能融會貫通，悟出圓機活法。

## 第四輯：醫道溯源

本輯對應醫道根源、醫家修身課程。

《易經》乃中華文化之淵藪，『醫易相通，理無二致，可以醫而不知易乎？』（《類經附翼》）

《黄帝内經》夙尚『恬淡虚無，真氣從之；精神内守，病安從來』之旨；《道德經》一本『道法自然』、『清靜爲天下正』之宗，宗旨一貫，爲學醫者修身之書。

《漢書·五行志》：『《易》曰：「天垂象，見吉凶，聖人象之；河出圖，雒出書，聖人則之。」劉歆以爲虙羲氏繼天而王，受《河圖》，則而畫之，八卦是也；禹治洪水，賜《雒書》，法而陳之，《洪範》是也。』《尚書·洪範》爲『五行』理論之源頭。

隋代蕭吉《五行大義》集隋以前『五行』理論之大成，是研究『五行』理論必讀之書。

## 繁體字的意義

傳承醫道的中醫原典，採用繁體字則接近古貌，故更爲準確。

以《黄帝内經·靈樞·九針十二原》爲例：

繁體字版：『知機之道者，不可掛以髮；不知機道，叩之不發。』

簡體字版：『知机之道者，不可挂以发；不知机道，叩之不发。』

《靈樞經》在這裏談到用針守機之重要。邪正之氣各有盛衰之時，其來不可迎，其往不可及。宜補宜瀉，須靜守空中之微，待其良機。當刺之時，如發弩機之速，不可差之毫髮，於邪正往來之際而補瀉之；稍差毫髮則其機頓失。粗工不知機道，敲經按穴，發針失時，補瀉失宜，則血氣盡傷而邪氣不除。簡體字把『髮』、『發』統寫爲『发』字，給理解經文造成了障礙。

繁體字版：『方刺之時，必在懸陽，及與兩衛，神屬勿去，知病存亾。』

簡體字版：『方刺之时，必在悬阳，及与两卫，神属勿去，知病存亡。』

『衛』，《甲乙經·卷五第四》《太素·卷二十一》均作『衡』。『陽』『衡』『亾』皆在段玉裁《六書音韻表》古韻第十部陽韻；作『衛』則於韻不協。『衡』作『眉毛』解，《靈樞·论勇第五十》曰：『勇士者，目深以固，長衡直揚。』『兩衡』即『兩眉』，經文的意思是：『准備針刺之時，一定要仔細觀察患者的鼻子與眉毛附近的神彩；全神貫注不離開，由此可以知道疾病的傳變、愈否。』於醫理爲通；『衡』又作『眉上』解，《戰國策·中山策》鮑彪注：『衡，眉上。』『兩衡』指『兩眉之上』，於醫理亦通。作『兩衡』則於上下文句醫理難明。故『衡』乃『衡』形近鈔誤之字，若刊印爲簡化字『卫』，則難以知曉其當初爲『衡』形近致誤。

《醫道傳承叢書》編委會　壬辰正月

# 點校說明

《瀕湖脈學》爲明代李時珍所撰，李時珍，字東璧，晚年號瀕湖山人，明代蘄州人，我國十六世紀偉大的醫藥學家。李時珍出生在中醫世家，父親李言聞，號月池，當地名醫，曾爲太醫院吏目。李時珍自幼對醫藥有一定的興趣，在三次鄉試失利後，立志學醫。由於醫術精湛，曾被楚王聘爲王府奉祠正，掌管良醫所事務，嘉靖三十八年到北京太醫院供職，但李時珍淡于功名榮祿，不久便託病辭職。李時珍一生著作頗豐，除《本草綱目》外，還有《瀕湖脈學》《奇經八脈考》《食物本草》《集簡方》《白花蛇傳》《五臟圖論》《命門考》《命門三焦客難》《瀕湖醫案》等。

《瀕湖脈學》是中醫脈學專著中的一部名著，乃李時珍依其父李月池所著《四診發明》及歷史上其他多家脈論精華，於明嘉靖四十三年編著而成。該書用歌訣形式，依照體狀詩、相類詩、主病詩的次序，具體表述二十七種病脈的形狀、部位、頻率、節律特點變化及其與病證的關係，指出了相似脈的鑒別方法，説理明白，集明以前脈學研究之大成。全書以韻語文體編成歌訣，朗朗上口，易於誦記，自問世以來，一直受到歷代醫家的重視與推崇，成爲後世學習中醫脈學的必讀之書。《瀕湖脈學》所論述的脈學理論由博返約，簡明切用，在理論知識和臨床經驗上都對中醫脈學有著深刻的影響，不僅清《四診抉微》《醫宗金鑒》的脈診以此書爲藍本，而且直到現在，高等中醫藥院校教材的脈學資料仍大多取材於此書。

《瀕湖脈學》和李時珍另一著作《奇經八脈考》于明萬曆三十一年附刊于禦使夏良心、按察使張鼎思刊印的《本草綱目》。此後《本草綱目》都沿襲江西刻本，二書遂得以保存，並隨《本草綱目》傳至國外，對國外醫學界産生一定影響。本書現存主要版本有明萬曆三十一年刊本、明合刊《脈學奇經》本、清順治間刻巾箱本、《四庫全書》本、清光緒九年天津文成堂合刊《脈學奇經》及光緒十一年味古齋刊本等。本次整理以明萬曆三十一年癸卯江西夏良心、張鼎思刻本百瞻樓藏板爲底本，以清光緒十一年乙酉合肥張氏味古齋刻本爲主校本詳加點校，以便讀者閱讀。

點校者　二〇一〇年四月

# 目錄

# 瀕湖脈學序

李時珍曰：宋有俗子，杜撰脈訣，鄙陋紕謬，醫學習誦，以爲權輿。逮臻頒白，脈理竟昧。戴同父嘗刊其誤，先考月池翁著《四診發明》八卷，皆精詣奥室，淺學未能窺造，珍因撮粹擷華，僭撰此書，以便習讀，爲脈指南。世之醫病兩家，咸以脈爲首務。不知脈乃四診之末，謂之巧者爾。上士欲會其全，非備四診不可。

明嘉靖甲子上元日謹書於瀕湖薖所

# 浮 陽

浮脈舉之有餘，按之不足《脈經》。如微風吹鳥背上毛，厭厭聶聶輕泛貌。如循榆莢《素問》。如水漂木崔氏。如捻葱葉黎氏。

浮脈法天，有輕清在上之象。在卦爲乾，在時爲秋，在人爲肺，又謂之毛。太過則中堅旁虛，如循雞羽，病在外也。不及則氣來毛微，病在中也。

《脈訣》言：『尋之如太過。』乃浮兼洪緊之象，非浮脈也。

## 體狀詩

浮脈惟從肉上行，如循榆莢似毛輕，三秋得令知無恙，久病逢之卻可驚。

## 相類詩

浮如木在水中浮，浮大中空乃是芤；拍拍而浮是洪脈，來時雖盛去悠悠。

浮脈輕平似捻葱，虛來遲大豁然空；浮而柔細方爲濡，散似楊花無定蹤。

浮而有力爲洪；浮而遲大爲虛，虛甚爲散；浮而無力爲芤；浮而柔細爲濡。

**主病詩**

浮脈爲陽表病居，遲風數熱緊寒拘；浮而有力多風熱，無力而浮是血虛。

寸浮頭痛眩生風，或有風痰聚在胸；關上土衰兼木旺，尺中溲便不流通。

浮脈主表，有力表實，無力表虛，浮遲中風，浮數風熱，浮緊風寒，浮緩風濕，

浮虛傷暑，浮芤失血，浮洪虛熱，浮散勞極。

# 沉陰

沉脈重手按至筋骨乃得《脈經》。如綿裹砂，內剛外柔楊氏。如石投水，必極其底。

沉脈法地，有淵泉在下之象。在卦爲坎，在時爲冬，在人爲腎。又謂之石，亦曰營。太過則如彈石，按之益堅，病在外也。不及則氣來虛微，去如數者，病在中也。

《脈訣》言：『緩度三關，狀如爛綿』者，非也。沉有緩數及各部之沉，爛綿乃弱脈，非沉也。

## 體狀詩

水行潤下脈來沉，筋骨之間耎滑匀，女子寸兮男子尺，四時如此號爲平。

## 相類詩

沉幫筋骨自調勻，伏則推筋著骨尋，沉細如綿真弱脈，弦長實大是牢形。

沉行筋間，伏行骨上，牢大有力，弱細無力。

## 主病詩

沉潛水畜陰經病，數熱遲寒滑有痰；無力而沉虛與氣，沉而有力積並寒。

寸沉痰鬱水停胸，關主中寒痛不通，尺部濁遺並泄痢，腎虛腰及下元痌。

沉脈主裏，有力裏實，無力裏虛，沉則爲氣，又主水畜，沉遲痼冷，沉數內熱，

沉滑痰食，沉濇氣鬱，沉弱寒熱，沉緩寒濕，沉緊冷痛，沉牢冷積。

# 遲 陰

遲脈一息三至，去來極慢《脈經》。

遲爲陽不勝陰，故脈來不及。

《脈訣》言：『重手乃得。』是有沉無浮。一息三至，甚爲易見。而曰隱隱，曰狀且難，是澀脈矣。其謬可知。

## 體狀詩

遲來一息至惟三，陽不勝陰氣血寒。但把浮沉分表裏，消陰須益火之原。

## 相類詩

脈來三至號爲遲，小駃於遲作緩持；遲細而難知是濇，浮而遲大以虛推。

三至爲遲，有力爲緩，無力爲濇，有止爲弦，遲甚爲敗，浮大而耎爲虛。

黎氏曰：遲小而實，緩大而慢，遲爲陰盛陽衰，緩爲衛盛營弱，宜別之。

## 主病詩

遲司藏病或多痰，沉痼癥瘕仔細看。有力而遲爲冷痛，遲而無力定虛寒。

寸遲必是上焦寒，關主中寒痛不堪。尺是腎虛腰腳重，溲便不禁疝牽丸。

遲脈主藏，有力冷痛，無力虛寒，浮遲表寒，沉遲裏寒。

# 數 陽

數脈一息六至《脈經》。脈流薄疾《素問》。

數爲陰不勝陽，故脈來太過。

浮沉遲數，脈之綱領，《素問》《脈經》皆爲正脈。《脈訣》立七表八裏，而遺數脈，止謌於心藏，其妄甚矣。

## 體狀詩

數脈息間常六至，陰微陽盛必狂煩。浮沉表裏分虛實，惟有兒童作吉看。

## 相類詩

數比平人多一至，緊來如數似彈繩，數而時止名爲促，數見關中動脈形。

數而弦急爲緊，流利爲滑，數而有止爲促，數甚爲極，數見關中爲動。

## 主病詩

數脈爲陽熱可知，只將君相火來醫，實宜涼瀉虛溫補，肺病秋深卻畏之。

寸數咽喉口舌瘡，吐紅咳嗽肺生瘍，當關胃火並肝火，尺屬滋陰降火湯。

數脈主府，有力實火，無力虛火，浮數表熱，沉數裏熱，氣口數實肺癰，數虛肺痿。

# 滑

陽中陰

滑脈往來前卻，流利展轉，替替然如珠之應指《脈經》。漉漉如欲脫。

滑爲陰氣有餘，故脈來流利如水。脈者，血之府也。血盛則脈滑，故腎脈宜之。氣盛則脈濇，故肺脈宜之。

《脈訣》云：『按之即伏，三關如珠，不進不退。』是不分浮滑、沉滑、尺寸之滑也，今正之。

## 體狀相類詩

滑脈如珠替替然，往來流利卻還前；莫將滑數爲同類，數脈惟看至數間。

滑則如珠，數則六至。

## 主病詩

滑脈爲陽元氣衰，痰生百病食生災。上爲吐逆下畜血，女脈調時定有胎。

寸滑膈痰生嘔吐，吞酸舌強或咳嗽。當關宿食肝脾熱，渴痢㿗淋看尺部。

滑主痰飲，浮滑風痰，沉滑食痰，滑數痰火，滑短宿食。《脈訣》言『關滑胃寒，尺滑臍似水。』與《脈經》言『關滑胃熱，尺滑血畜。』婦人經病之旨相反，其謬如此。

# 濇

陰

濇脈細而遲，往來難，短且散，或一止復來《脈經》。參伍不調《素問》。如輕刀刮竹《脈訣》。如雨沾沙通真子。如病蠶食葉。

濇爲陽氣有餘，氣盛則血少，故脈來蹇滯，而肺宜之。

《脈訣》言『指下尋之似有，舉之全無』與《脈經》所云，絕不相干。

**體狀詩**

細遲短濇往來難，散止依稀應指間，如雨沾沙容易散，病蠶食葉慢而艱。

**相類詩**

參伍不調名曰濇，輕刀刮竹短而難，微似秒芒微耎甚，浮沉不別有無間。

細遲短散時一止曰濇，極細而耎，重按若絕曰微，浮而柔細曰濡，沉而柔細曰弱。

## 主病詩

澀緣血少或傷精，反胃亡陽汗雨淋，寒濕入營爲血痺，女人非孕即無經。

寸澀心虛痛對胸，胃虛脅脹察關中，尺爲精血俱傷候，腸結溲淋或下紅。

澀主血少精傷之病。女子有孕爲胎病，無孕爲敗血。

杜光庭云：澀脈獨見尺中，形同代，爲死脈。

## 虛 陰

虛脈遲大而耎，按之無力，隱指豁豁然空《脈經》。

崔紫虛云：形大力薄，其虛可知。

《脈訣》言：『尋之不足，舉之有餘。』止言浮脈，不見虛狀。楊仁齋言：『狀似柳絮，散漫而遲。』滑氏言：『散大而耎，皆是散脈。』非虛也。

### 體狀相類詩

舉之遲大按之松，脈狀無涯類谷空，莫把芤虛爲一例，芤來浮大似慈葱。

虛脈浮大而遲，按之無力。芤脈浮大，按之中空。芤爲脫血，虛爲血虛，浮散二脈見浮脈。

## 主病詩

脈虛身熱爲傷暑，自汗怔忡驚悸多，發熱陰虛須早治，養營益氣莫蹉跎。

血不榮心寸口虛，關中腹脹食難舒。骨蒸痿痹傷精血，卻在神門兩部居。

《經》曰：血虛脈虛。曰：氣來虛微爲不及，病在內。曰：久病脈虛者死。

# 實 陽

實脈浮沉皆得，脈大而長，微弦，應指愊愊然《脈經》。

愊愊，堅實貌。

《脈訣》言：『如繩應指來。』乃緊脈，非實脈也。

## 體狀詩

浮沉皆得大而長，應指無虛愊愊強，熱蘊三焦成壯火，通腸發汗始安康。

## 相類詩

實脈浮沉有力強，緊如彈索轉無常，須知牢脈幫筋骨，實大微弦更帶長。

浮沉有力爲實，弦急彈人爲緊，沉而實大微弦而長爲牢。

## 主病詩

實脈爲陽火鬱成，發狂譫語吐頻頻。或爲陽毒或傷食，大便不通或氣疼。

寸實應知面熱風，咽疼舌強氣填胸。當關脾熱中宮滿，尺實腰腸痛不通。

《經》曰：血實脈實。曰：脈實者水穀爲病，曰：氣來實強是謂太過。

《脈訣》言『尺實小便不禁。』與《脈經》尺實小腹痛、小便難之說何反。

潔古不知其謬，訣爲虛寒，藥用薑附，愈誤矣。

# 長 陽

長脈不大不小，迢迢自若朱氏。如循長竿末稍，爲平；如引繩，如循長竿，爲病《素問》。

長有三部之長，一部之長。在時爲春，在人爲肝。心脈長，神強氣壯。腎脈長，蒂固根深。《經》曰：長則氣治。皆言平脈也。

## 體狀相類詩

過於本位脈名長，弦則非然但滿張。弦脈與長爭較遠，良工尺度自能量。

實牢弦緊，皆兼長脈。

## 主病詩

長脈迢迢大小勻，反常爲病似牽繩，若非陽毒癲癇病，即是陽明熱勢深。

長主有餘之病。

# 短 陰

短脈不及本位《脈訣》。應指而迴，不能滿部《脈經》。

戴同父云：短脈只見尺寸。若關中見短，上不通寸，下不通尺，是陰陽絕脈，必死矣，故關不診短。

黎居士云：長短未有定體，諸脈舉按之，附：過於本位者爲長，不及本位者爲短。

長脈屬肝，宜於春。短脈屬肺，宜於秋。但診肝肺，長短自見。

短脈兩頭無，中間有，不及本位，乃氣不足以前導其血也。

## 體狀相類詩

兩頭縮縮名爲短，濇短遲遲細且難，短濇而浮秋喜見，三春爲賊有邪干。

濇、微、動、結，皆兼短脈。

**主病詩**

短脈惟於尺寸尋，短而滑數酒傷神，浮爲血濇沉爲痞，寸主頭疼尺腹疼。

《經》曰：短則氣病，短主不及之病。

# 洪 陽

洪脈指下極大《脈經》。來盛去衰《素問》。來大去長通真子。

洪脈在卦爲離，在時爲夏，在人爲心。《素問》謂之大，亦曰鉤。滑氏曰：來盛去衰如鉤之曲，上而復下，應血脈來去之象，象萬物敷布下垂之狀。

詹炎舉言：『如環珠者非。』《脈訣》云：『季夏宜之。秋季冬季，發汗通腸。』

俱非洪脈所宜，蓋謬也。

## 體狀詩

脈來洪盛去還衰，滿指滔滔應夏時。若在春秋冬月分，升陽散火莫狐疑。

## 相類詩

洪脈來時拍拍然，去衰來盛似波瀾，欲知實脈參差處，舉按弦長愊愊堅。

洪而有力爲實，實而無力爲洪。

## 主病詩

脈洪陽盛血應虛，相火炎炎熱病居，脹滿胃翻須早治，陰虛洩痢可愁如。
寸洪心火上焦炎，肺脈洪時金不堪，肝火胃虛關内察，腎虛陰火尺中看。

洪主陽盛陰虛之病，洩痢失血久嗽者忌之。

《經》曰：形瘦脈大多氣者死。曰：脈大則病進。

# 微 陰

微脈極細而耎，按之如欲絕，若有若無《脈經》。細而稍長戴氏。

《素問》謂之小，氣血微則脈微。

## 體狀相類詩

微脈輕微瀲瀲乎，按之欲絕有如無，微爲陽弱細陰弱，細比於微略較粗。

輕診即見，重按如欲絕者，微也。往來如線而常有者，細也。

仲景曰：脈瀲瀲如羹上肥者，陽氣微；縈縈如蠶絲細者，陰氣衰。長病得之死，卒病得之生。

## 主病詩

氣血微兮脈亦微，惡寒發熱汗淋漓，男爲勞極諸虛候，女作崩中帶下醫。

寸微氣促或心驚，關脈微時脹滿形，尺部見之精血弱，惡寒消癉痛呻吟。

微主久虛血弱之病。陽微惡寒，陰微發熱。《脈訣》云：『崩中日久爲白帶，漏下多時骨亦枯。』

# 緊 陽

緊脈來往有力，左右彈人手《素問》。如轉索無常仲景。數如切繩《脈經》。如紉箄線丹溪。

緊乃熱爲寒束之脈，故急數如此，要有神氣，《素問》謂之急。《脈訣》言：『寥寥入尺來。』崔氏言：『如線。』皆非緊狀，或以浮緊爲弦，沉緊爲牢，亦近似耳。

**體狀詩**

舉如轉索切如繩，脈象因之得緊名，總是寒邪來作寇，内爲腹痛外身疼。

**相類詩**

見弦、實。

## 主病詩

緊爲諸痛主於寒，喘咳風癇吐冷痰，浮緊表寒順發越，緊沉溫散自然安。

寸緊人迎氣口分，當關心腹痛沉沉，尺中有緊爲陰冷，定是奔豚與疝疼。

諸緊爲寒爲痛。人迎緊，盛傷於寒；氣口緊，盛傷於食。尺緊痛居其腹，況乃疾在其腹。中惡浮緊，咳嗽沉緊，皆主死。

# 緩 陰

緩脈去來小駃於遲《脈經》。一息四至戴氏。如絲在經，不卷其軸，應指和緩，往來甚勻張太素。如初春楊柳舞風之象楊玄操。如微風輕颭柳梢滑伯仁。

緩脈在卦爲坤，在時爲四季，在人爲脾。陽寸陰尺，上下同等。浮大而耎，無有偏勝者，平脈也。若非其時，即爲有病。緩而和勻，不浮不沉，不疾不徐，不微不弱者，即爲胃氣。故杜光庭云：欲知死期何以取，古賢推定五般土。陽土須知不遇陰，陰土遇陰當細數。詳《玉函經》。

## 體狀詩

緩脈阿阿四至通，柳梢裊裊颭輕風，欲從脈裏求神氣，只在從容和緩中。

## 相類詩

見遲脈。

緩脈營衰衛有餘，或風或濕或脾虛，上爲項強下痿痺，分别浮沉大小區。

## 主病詩

寸緩風邪項背拘，關爲風眩胃家虛，神門濡泄或風秘，或是蹣跚足力迂。

浮緩爲風，沉緩爲濕，緩大風虛，緩細濕痺，緩濇脾虛，緩弱氣虛。《脈訣》言：『緩主脾熱，口臭，反胃，齒痛，夢鬼之病。』出自杜撰，與緩無關。

## 芤

陽中陰

芤脈浮大而耎，按之中央空，兩邊實《脈經》。中空外實，狀如慈葱。

芤，慈葱也。《素問》無芤名。劉三點云：『芤脈何似絕類慈葱？指下成窟，有邊無中。』戴同父云：『營行脈中，脈以血爲形。芤脈中空，脫血之象也。』

《脈經》云：『三部脈芤，長病得之生，卒病得之死。』

《脈訣》言：『兩頭有，中間無。』是脈斷截矣。又言：『主淋瀝，氣入小腸。』與失血之候相反，誤世不小！

### 體狀詩

芤形浮大耎如葱，按之旁有中央空，火犯陽經血上溢，熱侵陰絡下流紅。

## 相類詩

中空旁實乃爲芤，浮大而遲虛脈呼，芤更帶弦名曰革，血亡芤革血虛虛。

## 主病詩

寸芤積血在於胸，關内逢芤腸胃癰，尺部見之多下血，赤淋紅痢漏崩中。

## 弦 陽中陰

弦脈端直以長《素問》。如張弓弦《脈經》。按之不移，綽綽如按琴瑟弦巢氏。狀若箏弦《脈訣》。從中直過，挺然指下《勘誤》。

弦脈在卦爲震，在時爲春，在人爲肝。輕虛以滑者平，實滑如循長竿者病，勁急如新張弓弦者死。池氏曰：『弦緊而數勁爲太過，弦緊而細爲不及。』戴同父曰：『弦而耎，其病輕。弦而硬，其病重。』

《脈訣》言：『時時帶數。』又言：『脈緊狀繩牽。』皆非弦象，今削之。

### 體狀詩

弦脈迢迢端直長，肝經木旺土應傷，怒氣滿胸常欲叫，翳蒙瞳子淚淋浪。

## 相類詩

弦來端直似絲弦，緊則如繩左右彈，緊言其力弦言象，牢脈弦長沉伏間。

又見長脈。

## 主病詩

弦應東方肝膽經，飲痰寒熱瘧纏身，浮沉遲數須分別，大小單雙有重輕。

寸弦頭痛膈多痰，寒熱癥瘕察左關，關右胃寒心腹痛，尺中陰疝腳拘攣。

弦爲木盛之病。浮弦支飲外溢，沉弦懸飲內痛。瘧脈自弦。弦數多熱，弦遲多寒，弦大主虛。

弦細拘急。陽弦頭痛，陰弦腹痛。單弦飲癖，雙弦寒痼。若不食者，木來克土，必難治。

# 革 陰

革脈弦而芤仲景。如按鼓皮丹溪。

仲景曰：弦則爲寒，芤則爲虛。虛寒相搏，此名曰革。男子亡血失精，婦人半產漏下。《脈經》曰：『三部脈革，長病得之死，卒病得之生。』時珍曰：『此即芤弦二脈相合，故均主失血之候。諸家脈書，皆以爲牢脈，故或有革無牢，有牢無革，混淆不辨。不知革浮牢沉，革虛牢實，形證皆異也。』又按《甲乙經》曰：『渾渾革革，至如涌泉，病進而危，弊弊綽綽，其去如弦，絕者死。』謂脈來渾濁，革變急如涌泉，出而不反也。王貺以爲溢脈，與此不同。

## 體狀主病詩

革脈形如按鼓皮，芤弦相合脈寒虛，女人半產並崩漏，男子營虛或夢遺。

相類詩

見芤、牢。

# 牢 陰中陽

牢脈似沉似伏，實大而長，微弦《脈經》。

扁鵲曰：『牢而長者，肝也。』仲景曰：『寒則牢堅，有牢固之象。』沈氏曰：『似沉似伏，牢之位也。實大弦長，牢之體也。』

《脈訣》不言形狀，但云『尋之則無，按之則有』。云『脈入皮膚辨息難。』又以牢爲死脈，皆孟浪謬誤。

## 體狀相類詩

弦長實大脈牢堅，牢位常居沉伏間，革脈芤弦自浮起，革虛牢實要詳看。

## 主病詩

寒則牢堅裏有餘，腹心寒痛木乘脾，疝㿗癥瘕何愁也，失血陰虛卻忌之。

牢主寒實之病，木實則爲痛。扁鵲云：『奭爲虛，牢爲實。失血者脈宜沉細，反浮大而牢者死，虛病見實脈也。』

《脈訣》言：『骨間疼痛，氣居於表。』池氏以爲腎傳於脾，皆謬妄不經。

## 濡

陰，即耎字

濡脈極耎而浮，細如帛在水中，輕手相得，按之無有《脈經》。如水上浮漚。帛浮水中，重手按之，隨手而沒之象。

而《脈訣》言：『按之似有舉還無。』是微脈，非濡也。

### 體狀詩

濡形浮細按須輕，水面浮綿力不禁，病後產中猶有藥，平人若見是無根。

### 相類詩

浮而柔細知爲濡，沉細而柔作弱持，微則浮微如欲絕，細來沉細近於微。

浮細如綿曰濡，沉細如綿曰弱，浮而極細如絕曰微，沉而極細不斷曰細。

## 主病詩

濡爲亡血陰虛病，髓海丹田暗已虧，汗雨夜來蒸入骨，血山崩倒濕侵脾。

寸濡陽微自汗多，關中其奈氣虛何，尺傷精血虛寒甚，溫補真陰可起疴。

濡主血虛之病，又爲傷濕。

# 弱
陰

弱脈極耎而沉細，按之乃得，舉手無有《脈經》。

弱乃濡之沉者，《脈訣》言：『輕手乃得。』黎氏譬如浮漚，皆是濡脈，非弱也。《素問》曰：『脈弱以滑，是有胃氣。脈弱以濇，是謂久病。病後老弱見之順，平人少年見之逆。』

**體狀詩**

弱來無力按之柔，柔細而沉不見浮，陽陷入陰精血弱，白頭猶可少年愁。

**相類詩**

見濡脈。

## 主病詩

弱脈陰虛陽氣衰，惡寒發熱骨筋萎，多驚多汗精神減，益氣調營急早醫。

寸弱陽虛病可知，關爲胃弱與脾衰，欲求陽陷陰虛病，須把神門兩部推。

弱主氣虛之病。仲景曰：『陽陷入陰，故惡寒發熱。』又云：『弱主筋，沉主骨。陽浮陰弱，血虛筋急。』柳氏曰：『氣虛則脈弱。』寸弱陽虛，尺弱陰虛，關弱胃虛。

# 散 陰

散脈大而散，有表無裏《脈經》。渙漫不收崔氏。無統紀，無拘束，至數不齊，或來多去少，或去多來少，渙散不收，如楊花散漫之象柳氏。

戴同父曰：『心脈浮大而散，肺脈短濇而散，平脈也。心脈耎散，怔忡；肺脈耎散，汗出；肝脈耎散，溢飲；脾脈耎散，胻腫，病脈也；腎脈耎散，諸病脈，代散，死脈也。』《難經》曰：『散脈獨見則危。』柳氏曰：『散爲氣血俱虛，根本脫離之脈。產婦得之生，孕婦得之墮。』

## 體狀詩

散似楊花散漫飛，去來無定至難齊，產爲生兆胎爲墮，久病逢之不必醫。

**相類詩**

散脈無拘散漫然，濡來浮細水中綿，浮而遲大爲虛脈，芤脈中空有兩邊。

**主病詩**

左寸怔忡右寸汗，溢飲左關應耎散，右關耎散胻腫胕，散居兩尺魂應斷。

# 細 陰

細脈小於微，而常有，細直而耎，若絲線之應指《脈經》。

《素問》謂之小。王啟玄言：『如莠蓬，狀其柔細也。』

《脈訣》言：『往來極微。』是微，反大於細矣，與經相背。

**體狀詩**

細來纍纍細如絲，應指沉沉無絕期，春夏少年俱不利，秋冬老弱卻相宜。

**相類詩**

見微、濡。

**主病詩**

細脈縈縈血氣衰，諸虛勞損七情乖，若非濕氣侵腰腎，即是傷精汗洩來。

寸細應知嘔吐頻，入關腹脹胃虚形，尺逢定是丹田冷，洩痢遺精號脱陰。

《脈經》曰：『細爲血少氣衰，有此證則順，否則逆，故吐衄得沉細者生。憂勞過度者，脈亦細。』

## 伏陰

伏脈重按着骨，指下裁動《脈經》。脈行筋下《勘誤》。

《脈訣》言：『尋之似有，定息全無。』殊爲舛謬。

### 體狀詩

伏脈推筋着骨尋，指間裁動隱然深，傷寒欲汗陽將解，厥逆臍疼證屬陰。

### 相類詩

見沉脈。

### 主病詩

伏爲霍亂吐頻頻，腹痛多緣宿食停，畜飲老痰成積聚，散寒溫裏莫因循。

食鬱胸中雙寸伏，欲吐不吐常兀兀，當關腹痛困沉沉，關後疝疼還破腹。

傷寒，一手脈伏曰單伏，兩手脈伏曰雙伏。不可以陽證見陰爲診，乃火邪內鬱，不得發越。陽極似陰，故脈伏，必有大汗而解。正如久旱將雨，六合陰晦，雨後衆物皆蘇之義。又有夾陰傷寒，先有伏陰在內，外復感寒，陰盛陽衰，四肢厥逆，六脈沉伏，須投薑附，及灸關元，脈乃復出也。若太溪衝陽皆無脈者必死。《脈訣》言：『徐徐發汗。』潔古以附子細辛麻黃湯主之，皆非也。劉元賓曰：『伏脈不可發汗。』

# 動 陽

動乃數脈見於關上下，無頭尾，如豆大，厥厥動搖。

仲景曰：『陰陽相搏，名曰動。陽動則汗出，陰動則發熱，形冷惡寒，此三焦傷也。』成無己曰：『陰陽相搏，則虛者動。故陽虛則陽動，陰虛則陰動。』龐安常曰：『關前三分爲陽，後三分爲陰。關位半陰半陽，故動隨虛見。』《脈訣》言：『尋之似有，舉之還無，不離其處，不往不來，三關沉沉。』含糊謬妄，殊非動脈。詹氏言：『其形鼓動如鉤如毛者。』尤謬。

## 體狀詩

動脈搖搖數在關，無頭無尾豆形團，其原本是陰陽搏，虛者搖兮勝者安。

## 主病詩

動脈專司痛與驚，汗因陽動熱因陰，或爲洩痢拘攣病，男子亡精女子崩。

仲景曰：『動則爲痛爲驚。』《素問》曰：『陰虛陽搏謂之崩。』又曰：『婦人手少陰脈動甚者，妊子也。』

# 促 陽

促脈來去數，時一止復來《脈經》。如蹶之趣，徐疾不常黎氏。

《脈經》但言數而止爲促。《脈訣》乃云：『並居寸口。』不言時止者，謬矣。

數止爲促，緩止爲結，何獨寸口哉！

**體狀詩**

促脈數而時一止，此爲陽極欲亡陰，三焦鬱火炎炎盛，進必無生退可生。

**相類詩**

見代脈。

**主病詩**

促脈惟將火病醫，其因有五細推之，時時喘咳皆痰積，或發狂斑與毒疽。

促主陽盛之病。促結之因皆有氣、血、痰、飲、食五者之別。一有留滯，則脈必見止也。

## 結 陰

結脈往來緩，時一止復來《脈經》。

《脈訣》言『或來或去，聚而卻還』，與結無關。仲景有纍纍如循長竿，曰陰結；藹藹如車蓋，曰陽結。《脈經》又有如麻子動搖，旋引旋收，聚散不常者曰結。主死。此三脈，名同實異也。

**體狀詩**

結脈緩而時一止，獨陰偏盛欲亡陽，浮爲氣滯沉爲積，汗下分明在主張。

**相類詩**

見代脈。

## 主病詩

結脈皆因氣血凝，老痰結滯苦沉吟，內生積聚外癰腫，疝瘕假爲殃病屬陰。

結主陰盛之病。越人曰：『結甚則積甚，結微則氣微。浮結外有痛積，伏結內有積聚。』

## 代 陰

代脈動而中止，不能自還，因而復動仲景。脈至還入尺，良久方來吳氏。

脈一息五至，肺心脾肝腎五藏之氣皆足。五十動而一息，合大衍之數，謂之平脈，反此則止乃見焉。腎氣不能至，則四十動一止。肝氣不能至，則三十動一止。蓋一藏之氣衰，而他藏之氣代至也。《經》曰：代則氣衰。滑伯仁曰：若無病羸瘦，脈代者，危脈也。有病而氣血乍損，氣不能續者，衹爲病脈。傷寒心悸脈代者，復脈湯主之。妊娠脈代者，其胎百日代之，生死不可不辨。

### 體狀詩

動而中止不能還，復動因而作代看，病者得之猶可療，平人卻與壽相關。

## 相類詩

數而時止名爲促，緩止須將結脈呼，止不能回方是代，結生代死自殊途。

促結之止無常數，或二動三動，一止即來。代脈之止有常數，必依數而止，還入尺中，良久方來也。

## 主病詩

代脈原因藏氣衰，腹痛洩痢下元虧，或爲吐瀉中宮病，女子懷胎三月兮。

《脈經》曰：『代散者死，主洩及便膿血。』

五十不止身無病，數內有止皆知定，四十一止一藏絕，四年之後多亡命。三十一止即三年，二十一止二年應，十動一止一年殂，更觀氣色兼形證。兩動一止三四日，三四動止應六七，五六一止七八朝，次第推之自無失。

戴同父曰『脈必滿五十動』，出自《難經》。而《脈訣·五藏歌》皆以四十五動爲準，乖於經旨。

柳東陽曰：『古以動數候脈，是喫緊語。須候五十動，乃知五藏缺失。今人指到腕臂，即云見了。夫五十動，豈彈指間事耶！故學者當診脈、問證、聽聲、觀色，斯備四診而無失。』

# 四言舉要

宋南康紫虛隱君崔嘉彥希範著
明蘄州月池子李言聞子郁刪補

脈乃血脈，氣血之先，血之隧道，氣息應焉。
其象法地，血之府也，心之合也，皮之部也。
資始於腎，資生於胃，陽中之陰，本乎營衛。
營者陰血，衛者陽氣，營行脈中，衛行脈外。
脈不自行，隨氣而至，氣動脈應，陰陽之誼。
氣如橐籥，血如波瀾，血脈氣息，上下循環。
十二經中，皆有動脈，惟手太陰，寸口取決。

此經屬肺，上系吭嗌，脈之大會，息之出入。
一呼一吸，四至爲息，日夜一萬，三千五百。
一呼一吸，脈行六寸，日夜八百，十丈爲準。
初持脈時，令仰其掌，掌後高骨，是謂關上。
關前爲陽，關後爲陰，陽寸陰尺，先後推尋。
心肝居左，肺脾居右，腎與命門，居兩尺部。
魂魄穀神，皆見寸口，左主司官，右主司府。
左大順男，右大順女，本命扶命，男左女右。
關前一分，人命之主，左爲人迎，右爲氣口。
神門決斷，兩在關後，人無二脈，病死不愈。
男女脈同，惟尺則異，陽弱陰盛，反此病至。

脈有七診，曰浮中沉，上下左右，消息求尋。
又有九候，舉按輕重，三部浮沉，各候五動。
寸候胸上，關候膈下，尺候於臍，下至跟踝。
左脈候左，右脈候右，病隨所在，不病者否。
浮爲心肺，沉爲腎肝，脾胃中州，浮沉之間。
心脈之浮，浮大而散，肺脈之浮，浮濇而短。
肝脈之沉，沉而弦長，腎脈之沉，沉實而濡。
脾胃屬土，脈宜和緩，命爲相火，左寸同斷。
春弦夏洪，秋毛冬石，四季和緩，是謂平脈。
太過實強，病生于外，不及虛微，病生於內。
春得秋脈，死在金日，五藏准此，推之不失。

四時百病，胃氣爲本，脈貴有神，不可不審。
調停自氣，呼吸定息，四至五至，平和之則。
三至爲遲，遲則爲冷，六至爲數，數即熱證。
轉遲轉冷，轉數轉熱，遲數既明，浮沉當別。
浮沉遲數，辨内外因，外因於天，内因於人。
天有陰陽，風雨晦冥，人喜怒憂，思悲恐驚。
外因之浮，則爲表證，沉裏遲陰，數則陽盛。
内因之浮，虚風所爲，沉氣遲冷，數熱何疑。
浮數表熱，沉數裏熱，浮遲表虚，沉遲冷結。
表裏陰陽，風氣冷熱，辨内外因，脈證參別。
脈理浩繁，總括於四，既得提綱，引申觸類。

浮脈法天，輕手可得，泛泛在上，如水漂木。

有力洪大，來盛去悠，無力虛大，遲而且柔。

虛甚則散，渙漫不收，有邊無中，其名曰芤。

浮小爲濡，綿浮水面，濡甚則微，不任尋按。

沉脈法地，近於筋骨，深深在下，沉極爲伏。

有力爲牢，實大弦長，牢甚則實，愊愊而強。

無力爲弱，柔小如綿，弱甚則細，如蛛絲然。

遲脈屬陰，一息三至，小駃於遲，緩不及四。

二損一敗，病不可治，兩息奪精，脈已無氣。

浮大虛散，或見芤革，浮小濡微，沉小細弱。

遲細爲濇，往來極難，易散一止，止而復還。

結則來緩，止而復來，代則來緩，止不能回。

數脈屬陽，六至一息，七疾八極，九至爲脫。

浮大者洪，沉大牢實，往來流利，是謂之滑。

有力爲緊，彈如轉索，數見寸口，有止爲促。

數見關中，動脈可候，厥厥動搖，狀如小豆。

長則氣治，過於本位，長而端直，弦脈應指。

短則氣病，不能滿部，不見於關，惟尺寸候。

一脈一形，各有主病，數脈相兼，則見諸證。

浮脈主表，裏必不足，有力風熱，無力血弱。

浮遲風虛，浮數風熱，浮緊風寒，浮緩風濕。

浮虛傷暑，浮芤失血，浮洪虛火，浮微勞極。

浮濡陰虚，浮散虚劇，浮弦痰飲，浮滑痰熱。
沉脈主裏，主寒主積，有力痰食，無力氣鬱。
沉遲虚寒，沉數熱伏，沉緊冷痛，沉緩水畜。
沉牢痼冷，沉實熱極，沉弱陰虚，沉細痺濕。
沉弦飲痛，沉滑宿食，沉伏吐利，陰毒聚積。
遲脈主藏，陽氣伏潛，有力爲痛，無力虚寒。
數脈主府，主吐主狂，有力爲熱，無力爲瘡。
滑脈主痰，或傷於食，下爲畜血，上爲吐逆。
濇脈少血，或中寒濕，反胃結腸，自汗厥逆。
弦脈主飲，病屬膽肝，弦數多熱，弦遲多寒。
浮弦支飲，沉弦懸痛，陽弦頭痛，陰弦腹痛。

緊脈主寒，又主諸病，浮緊表寒，沉緊裏痛。
長脈氣平，短脈氣病，細則氣少，大則病進。
浮長風癇，沉短宿食，血虛脈虛，氣實脈實。
洪脈爲熱，其陰則虛，細脈爲濕，其血則虛。
緩大者風，緩細者濕，緩濇血少，緩滑內熱。
濡小陰虛，弱小陽竭，陽竭惡寒，陰虛發熱。
陽微惡寒，陰微發熱，男微虛損，女微瀉血。
陽動汗出，陰動發熱，爲痛與驚，崩中失血。
虛寒相搏，其名爲革，男子失精，女子失血。
陽盛則促，肺癰陽毒，陰盛則結，疝瘕積鬱。
代則氣衰，或泄膿血，傷寒心悸，女胎三月。

脈之主病，有宜不宜，陰陽順逆，凶吉可推。

中風浮緩，急實則忌，浮滑中痰，沉遲中氣。

尸厥沉滑，卒不知人，入藏身冷，入府身溫。

風傷於衛，浮緩有汗，寒傷於營，浮緊無汗。

暑傷於氣，脈虛身熱，濕傷於血，脈緩細濇。

傷寒熱病，脈喜浮洪，沉微濇小，證反必凶。

汗後脈靜，身涼則安，汗後脈躁，熱甚必難。

陽病見陰，病必危殆，陰病見陽，雖困無害。

上不至關，陰氣已絕，下不至關，陽氣已竭。

代脈止歇，藏絕傾危，散脈無根，形損難醫。

飲食內傷，氣口急滑，勞倦內傷，脾脈大弱。

欲知是氣，下手脈沉，沉極則伏，濇弱久深。
火鬱多沉，滑痰緊食，氣濇血芤，數火細濕。
滑主多痰，弦主留飲，熱則滑數，寒則弦緊。
浮滑兼風，沉滑兼氣，食傷短疾，濕留濡細。
瘧脈自弦，弦數者熱，弦遲者寒，代散者折。
洩瀉下痢，沉小滑弱，實大浮洪，發熱則惡。
嘔吐反胃，浮滑者昌，弦數緊濇，結腸者亡。
霍亂之候，脈代勿訝，厥逆遲微，是則可怕。
咳嗽多浮，聚肺關胃，沉緊小危，浮濡易治。
喘急息肩，浮滑者順，沉濇肢寒，散脈逆證。
病熱有火，洪數可醫，沉微無火，無根者危。

骨蒸發熱，脈數而虛，熱而濇小，必殞其軀。

勞極諸虛，浮耎微弱，土敗雙弦，火炎急數。

諸病失血，脈必見芤，緩小可喜，數大可憂。

瘀血内畜，却宜牢大，沉小濇微，反成其害。

遺精白濁，微濇而弱，火盛陰虛，芤濡洪數。

三消之脈，浮大者生，細小微濇，形脱可驚。

小便淋閟，鼻頭色黄，濇小無血，數大何妨。

大便燥結，須分氣血，陽數而實，陰遲而濇。

癲乃重陰，狂乃重陽，浮洪吉兆，沉急凶殃。

癇脈宜虛，實急者惡，浮陽沉陰，滑痰數熱。

喉痺之脈，數熱遲寒，纏喉走馬，微伏則難。

諸風眩運，有火有痰，左濇死血，右大虛看。

頭痛多弦，浮風緊寒，熱洪濕細，緩滑厥痰。

氣虛弦耎，血虛微濇，腎厥弦堅，真痛短濇。

心腹之痛，其類有九，細遲從吉，浮大延久。

疝氣弦急，積聚在裏，牢急者生，弱急者死。

腰痛之脈，多沉而弦，兼浮者風，兼緊者寒。

弦滑痰飲，濡細腎著，大乃腎虛，沉實閃朒。

腳氣有四，遲寒數熱，浮滑者風，濡細者濕。

痿病肺虛，脈多微緩，或濇或緊，或細或濡。

風寒濕氣，合而爲痺，浮濇而緊，三脈乃備。

五疸實熱，脈必洪數，濇微屬虛，切忌發渴。

脈得諸沉，責其有水，浮氣與風，沉石或裏。
沉數爲陽，沉遲爲陰，浮大出厄，虛小可驚。
脹滿脈弦，土製於木，濕熱數洪，陰寒遲弱。
浮爲虛滿，緊則中實，浮大可治，虛小危極。
五藏爲積，六府爲聚，實強者生，沉細者死。
中惡腹脹，緊細者生，脈若浮大，邪氣已深。
癰疽浮散，惡寒發熱，若有痛處，癰疽所發。
脈數發熱，而痛者陽，不數不熱，不疼陰瘡。
未潰癰疽，不怕洪大，已潰癰疽，洪大可怕。
肺癰已成，寸數而實，肺痿之形，數而無力。
肺癰色白，脈宜短濇，不宜浮大，唾糊嘔血。

腸癰實熱，滑數可知，數而不熱，關脈芤虛。
微濇而緊，未膿當下，緊數膿成，切不可下。
婦人之脈，以血爲本，血旺易胎，氣旺難孕。
少陰動甚，謂之有子，尺脈滑利，妊娠可喜。
滑疾不散，胎必三月，但疾不散，五月可別。
左疾爲男，右疾爲女，女腹如箕，男腹如釜。
欲產之脈，其至離經，水下乃產，未下勿驚。
新產之脈，緩滑爲吉，實大弦牢，有證則逆。
小兒之脈，七至爲平，更察色證，與虎口紋。
奇經八脈，其診又別，直上直下，浮則爲督。
牢則爲衝，緊則任脈，寸左右彈，陽蹻可決。

尺左右彈，陰蹻可別，關左右彈，帶脈當訣。

尺外斜上，至寸陰維，尺内斜上，至寸陽維。

督脈爲病，脊強癲癇，任脈爲病，七疝瘕堅。

衝脈爲病，逆氣裹急，帶主帶下，臍痛精失。

陽維寒熱，目眩僵仆，陰維心痛，胸脇刺築。

陽蹻爲病，陽緩陰急，陰蹻爲病，陰緩陽急。

癲癇瘛瘲，寒熱恍惚，八脈脈證，各有所屬。

平人無脈，移於外絡，兄位弟乘，陽溪列缺。

病脈既明，吉凶當別，經脈之外，又有真脈。

肝絕之脈，循刀責責，心絕之脈，轉豆躁疾。

脾則雀啄，如屋之漏，如水之流，如杯之覆。

肺絕如毛，無根蕭索，麻子動搖，浮波之合。
腎脈將絕，至如省客，來如彈石，去如解索。
命脈將絕，鰕游魚翔，至如涌泉，絕在膀胱。
真脈既形，胃已無氣，參察色證，斷之以臆。

# 考證諸書目

《黃帝素問》王啟玄注　《靈樞經》　《太倉公生死秘要》　《皇甫謐甲乙經》

《玄珠密語》　《扁鵲脈經》

諸家註解《難經》呂廣　楊玄操　龐安時　陳瑞孫　虞庶　丁德用　宋延臣　謝晉翁　王宗正　張元素　滑伯仁　熊宗立　紀天錫　周與權　張世賢

《華佗脈經》　《仲景金匱方》　《仲景傷寒論》成無己注　《王叔和脈經》

《褚氏遺書》澄　《千金方論》孫真人　《徐氏脈經訣》文伯　《巢氏病源》元方

《外臺秘要》王燾　《吳廣脈賦》　《玉函經》杜光庭　《太平聖惠方》

諸家註解《高陽生脈訣》通真子　張潔古　沈氏　李希範　張世賢　池氏　勿吮子　《脈經手訣》張及

《南陽活人書》脈說　《脈要新括》通真子　《診脈須知》劉元賓　《陳言三因方》

《崔紫虛脈訣》　《方脈舉要》劉三點　《王旼指迷方》　《李希範脈髓》

《脈理玄秘》　《聖濟總錄》　《蔡西山脈經》　《醫學發明》李東垣

《楊仁齋醫脈真經》　《蕭世基脈粹》　《碎金脈訣》　《張擴太素脈訣》

《魏伯祖脈說》　《張杲醫說》　《楊文德太素脈訣》　《王適齋脈訣》

《王世相醫開》　《詹炎舉太素脈訣》　《脈訣刊誤》戴同父

《決脈精要》黎民壽　《彭用光太素脈》　《脈訣圖說》朱丹溪

《診家樞要》滑壽　《醫經小學》劉純　《醫學權輿》傅滋　《儒醫精要》趙繼宗

《儲華谷祛疑說》　《朱子文集》　《吳草廬集》　《祁貫傳道集》

# 《醫道傳承叢書》跋

（鄧老談中醫）

現在要發揚中醫經典，就要加入到弘揚國學的大洪流中去，就是要順應時代的需要。中華民族的精神，廣泛存在于十三億人民心中，抓住這個去發揚它，必然會得到大家的響應。中醫經典要宣揚，必須有中醫臨床作爲後盾。中醫經典都是古代的語言，兩千多年前的，現在很多人沒有好好地學習《醫古文》，《醫古文》學習不好，就沒法理解中醫的經典。但更重要的是中醫臨床！沒有臨床療效，我們講得再好現在人也聽不進去，更不能讓人接受。

過去的一百年裏，民族虛無主義的影響很大，過去螺絲釘都叫洋釘，國內做不了。可現在我們中國可以載人航天，而且中醫已經應用到了航天事業上，例如北京中醫藥大學王綿之老就立了大功，爲宇航員調理身體，使他們大大減少太空反應，這就是對中醫最好的宣揚。

中醫是個寶，她兩千多年前的理論比二十一世紀還超前很多，可以説是『後現代』。比如我們的治未病理論，西醫就沒有啊，那所謂的預防醫學就只是預防針（疫苗）而已，只去考慮那些微生物，去殺病毒，不是以人爲本，是拆補零件的機械的生物醫學。我們是仁心仁術啊！是開發人的『生生之機』的辯證的人的醫學！這個理論就高得多。那醫院裏的ICU病房，全封閉的，空調還開得很猛，病人就遭殃了！只知道防病毒、細菌，燒傷的病人就讓你盡量地密封，結果越密封越糟糕，而中醫主張運用的外敷藥幾千年來療效非常好！但自近現代西醫占主導地位後就不被認可。相比而言，中醫很先進，治病因時、因地、因人制宜，這是中醫的優勢，這些是機械唯物論所不能理解的。
治未病是戰略，（對一般人而言）養生重于治病。（對醫生而言）有養生沒有治病也不行。我們治療就是把防線前移，而且前移很多。比西醫而言，免疫學最早是中醫發明的，人痘接種是免疫學的開端。醫學上很多領域都是我們中醫學領先世界而開端的呢！但是，西醫認死了，免疫學就是打預防針！血清治療也有過敏的，並非萬無一失。現在這個流感他們西醫就沒辦法免疫，病毒變異太多太快，沒法免疫！無論病毒怎麽變異，兩千多年來我們中醫都是辨證論治，效果很好。西醫沒辦法就只好抗病毒，所以是對抗醫學，人體當做戰場，病毒消滅了，人本身的正氣也被打得稀巴爛了。所以，中醫學還有很多思想需要發揚光大。這兩年『治未病』的思想被大家知道了，多次在世界大會上宣講。中醫落後嗎？要我說中醫很先進，是走得太快了，遠遠超出了現代人的理解範圍，大家只是看到模糊的背影，因爲是從後面看，現代人追不上中醫的境界，只能是遠遠地看，甚至根本就看不見，所以也沒法理解。現在，有人要把中醫理論西醫化，臨床簡單化，認爲是『中醫現代化』。背離中醫固有的理論，放棄幾千年來老祖宗代代相傳的有效經驗，就取得不了中醫應有的臨床療效，怎麽能説是發展中醫？

中醫的優勢就存在于《神農本草》、《黄帝内經》、《八十一難》、《傷寒卒病論》等中醫經典裏。讀經典就是把古代醫家理論的精華先拿到，學中醫首先要繼承好。例如：《黄帝内經》給我們講陰陽五行、臟腑經絡、人與天地相參等理論，《傷寒論》教我們怎麽辨證、分析病機和處方用藥，溫病學是中醫臨床適應需要、沿着《内經》《傷寒》進一步的發展。中醫臨床的發展促進了理論的不斷豐富，後世中醫要在這個基礎上發展。所以，我有幾句話：四大經典是根，各家學説是本，臨床實踐是生命線，仁心仁術是醫之靈魂。

中醫文獻很重要，幾千年來的中醫經典也不限于四大經典，只是有些今天看不到了。從臨床的角度，後世的各家學説都是中醫經典的自然延續。傷寒派、溫病派……傷寒派一直在發展，不是停留在張仲景時代。歷史上，傷寒派中有『錯簡』的説法，其實是要把自己對醫學的理解塞進去，這也是一種發展。因爲臨床上出現的新問題越來越多，前代注家的理論不能指導臨床，所以要尋找新的理論突破。

中醫發展的關鍵要在臨床實踐中去發展。因爲臨床是醫學的生命線！我們當年曾經遇到急性胰腺炎的患者用大承氣湯就治好了，胃穿孔的病人只用一味白芨粉就拿下。嬰兒破傷風，面如豬肝，孩子母親放下就走了，認爲死定了；我們用燈心草點火，一燋人中，孩子『哇』地哭出來了；孩子一哭，媽媽就回來了，孩子臉色也變過來了；再開中藥，以蟬蛻爲主，加上僵蠶等，就治好了。十三燋火，《幼科鐵鏡》就有，二版教材編在書裏，三版的刪掉了。十三燋火，是用燈心草點火燋穴位，百會、印堂、人中、承漿……，民國初年廣東名醫著作簡化爲七個穴位。

還有，解放後五十年代，石家莊爆發的乙腦就是用白虎湯清陽明內熱拿下的。北京發病時，當時考慮濕重，不能簡單重複，蒲輔周加用了化濕藥，治愈率百分之九十以上。過了一年廣東流行，又不一樣了。我參加了兒童醫院會診工作，我的老師劉赤選帶西學中班學員去傳染病醫院會診。當時，廣東地區發的乙腦主要問題是伏濕，廣東那年先多雨潮濕、後來酷熱，患者病機濕遏熱伏。中醫治療關鍵在利濕透表，分消濕熱，濕去熱清，正氣自復。

所以只要舌苔轉厚患者就死不了！這是伏濕由裏達表、胃氣來復之兆。廣東治療利濕透熱，治愈率又在百分之九十以上。我們中醫有很多好東西，現在重視還不夠。

我提倡要大溫課、拜名師。爲什麽要跟名師？名師臨床多年了，幾十年積累的豐富學術與經驗，半年就教給你了，爲什麽不跟？現在要多拜名師，老師們臨床多年了，經驗積累豐富，跟師學習起來就很快。讓中醫大夫們得到傳承，開始讀《内經》，可以先學針灸，學了針灸就可以立即去跟師臨床，老師點撥一下，自己親手取得療效之後就可以樹立强烈的信心，立志學習中醫。中醫思想建立起來、中醫理論鞏固了、中醫基本功紮實了，臨床才會有不斷提高的療效！之後有興趣可以學習些人體解剖等西醫的内容，中西彙通，必要時中西互補。但千萬别搞所謂的『中西結合』，中醫没水平，西醫半吊子，那就錯了。在人類文明幾千年發展過程中，中醫、西醫是互爲獨立的兩個體系，都在爲人類健康長壽服務。我不反對西醫，但中醫更人性化，『以人爲本』。現在也有好多西醫來學習中醫，把中醫運用到臨床，取得了很好的療效。我們年輕中醫值得深思啊！

大温課就是要讀經典、背經典、反復體會經典，聯繫實踐，活學活用。我們這一代是通過學校教育、拜師、家傳、自學學成的中醫。新一代院校培養出來的年輕人要學好中醫，我很早就提出過：拜名師，讀經典，多臨證。臨證是核心，經典是不會說話的老師，拜師是捷徑。在沒有遇到合適的老師可拜時，經典是最好的老師！即使遇到合適的老師，經典也不可不讀，《論語》上說『温故而知新』嘛！

在廣東我們已經很好地開展大温課、拜名師活動。當年能夠戰勝非典，就是因爲通過我提倡的這種方式的學習，教育、培養出來了一批過硬的中醫大夫。現在，應該讓全中國、全世界了解中醫學的仁心仁術，使中醫學更好地爲人類健康長壽服務。希望年輕的中醫們沿著這個行之有效的方法加倍努力啊！

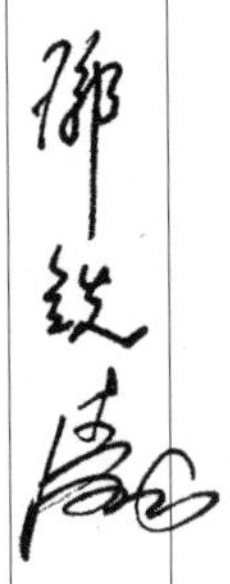

邱浩、王心遠、張勇根據鄧鐵濤老中醫二〇〇八年八月十日講話整理，經鄧老本人審閱。